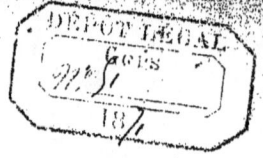

LA SOURCE DE SALIES.

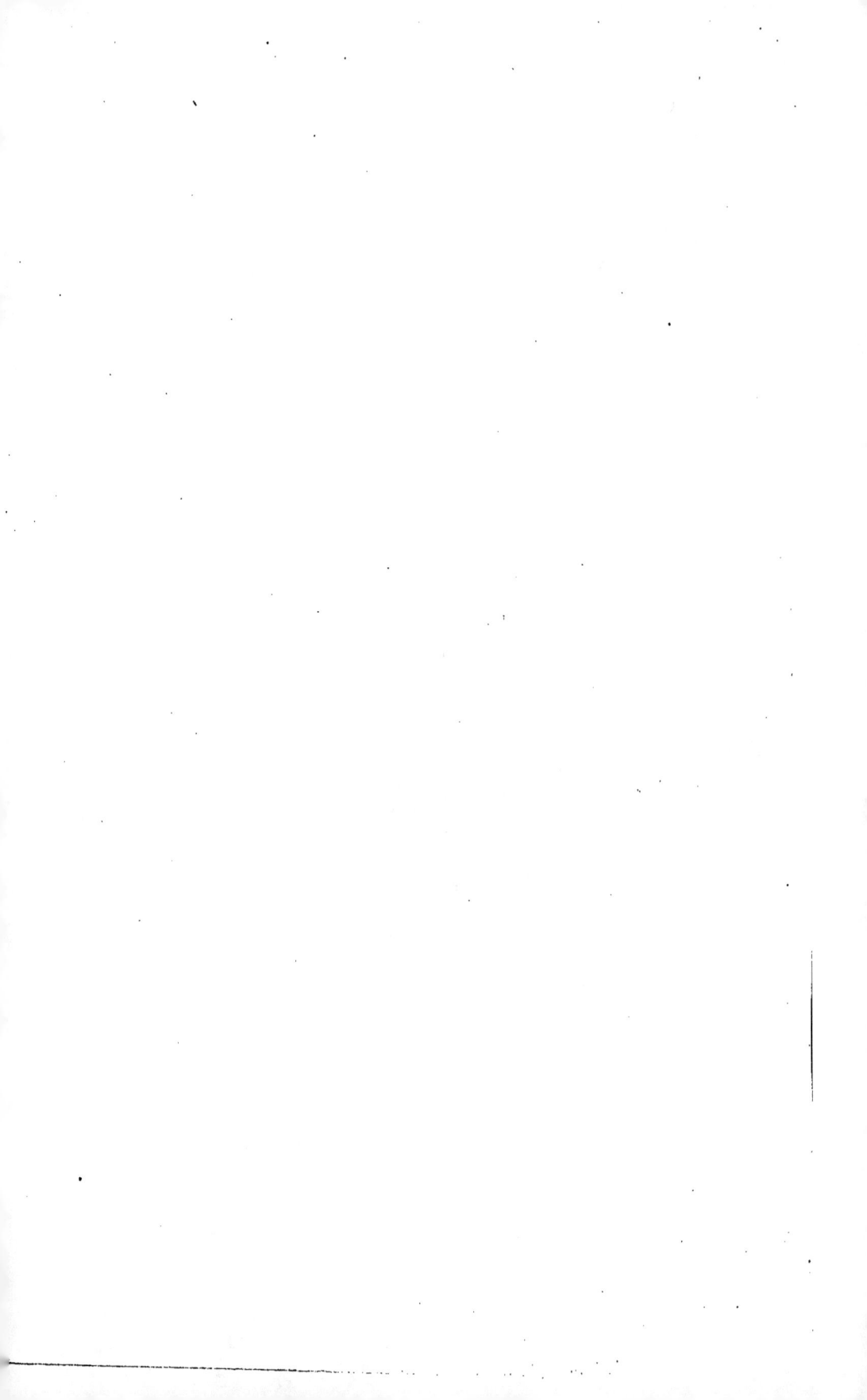

LA
SOURCE DE SALIES

(Bagnères-de-Bigorre)

ET LA

GUÉRISON DES PLAIES

RESULTANT DE BLESSURES PAR ARMES A FEU

Etude de Thérapeutique Thermale

Par LE DOCTEUR L. CARRÈRE.

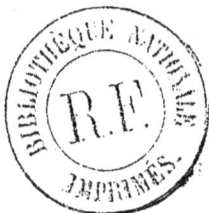

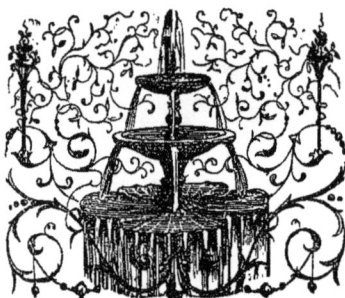

AUCH

IMPRIMERIE ET LITHOGRAPHIE FÉLIX FOIX, RUE BALGUERIE.

—

1871

ÉTAT DE LA QUESTION.

Parmi les blessures que produisent les armes de guerre, les unes ne laissent pas de suites fâcheuses, tandis que les autres entraînent des accidents multiples, que la chirurgie proprement dite est impuissante à faire disparaître, et dont la guérison doit être demandée à d'autres moyens.

Le plus puissant de tous ces moyens est, sans contredit, l'emploi des Eaux minéro-thermales. Aussi voit-on, à la suite de toutes les guerres, un nombre considérable de blessés demander aux sources réputées spéciales la guérison de leurs plaies, surtout de celles qui sont produites par les armes à feu.

Les perfectionnements apportés, de nos jours, à ces sortes d'armes en ont fait des engins d'une puissance formidable.

Les blessures qu'elles produisent sont plus graves et plus variées; de là aussi des plaies sensiblement plus étendues, et dont la cicatrisation est plus difficile à obtenir. Ces observations sont constatées par différents travaux qu'ont publiés les médecins attachés à nos armées.

Et si jamais le besoin de la médication thermale, appliquée aux blessures par les armes à feu s'est fait sentir, c'est sans contredit de nos jours, à la suite de la malheureuse guerre que nous venons de subir, et qui a fait tant de victimes.

D'où il suit qu'il est du devoir des médecins d'attirer l'attention de l'administration militaire sur toutes les sources qui peuvent être utilisées dans l'intérêt des malades dont les plaies réclament l'usage des Eaux minérales.

Aussi, notre pensée est-elle de signaler dans cette étude, soit à nos confrères, soit au Ministre de la Guerre, une source que nous croyons appelée à rendre d'importants services dans les circonstances actuelles ou autres semblables.

Jusqu'ici, on a cru généralement qu'il était réservé aux Eaux hydro-sulfureuses de guérir les plaies résultant des blessures qui sont faites par les armes à feu; et qu'entre toutes les autres, celles de Baréges jouissaient de ce privilége sans concurrence possible.

C'est peut-être là une erreur qu'il serait important de faire cesser, dans l'intérêt de la science tout aussi bien que pour celui des malades.

En outre de ce double motif, il en est encore un autre qui nous paraît devoir être indiqué. Les Eaux d'Allemagne jouissent d'une grande réputation; mais les circonstances actuelles ont créé de telles difficultés, que nos malades eux-mêmes, militaires surtout, doivent préférer les Eaux thermales de la Patrie à celles des bords du Rhin.

Or, nous trouvons dans les Pyrénées des sources qui nous paraissent valoir ces dernières à tous les points de vue.

Afin d'entrer plus avant dans la question qui nous occupe, nous chercherons à établir:

En premier lieu, que les Eaux hydro-sulfureuses n'ont pas seules la vertu de guérir les plaies résultant des blessures qui sont faites par les armes à feu;

En second lieu, que les Eaux salines thermales, et en particulier celles de la source de Salies, à Bagnères-de-Bigorre, peuvent guérir ces sortes de plaies tout aussi bien que celles de Baréges.

1

Et d'abord, les Eaux hydro-sulfureuses n'ont pas seules la vertu curative en question.

Les médecins qui ont écrit sur les Eaux minéro-thermales sont d'accord sur ce point, qu'elles présentent deux modes d'action fort distincts, l'un général et commun à toutes, qu'ils appellent l'*excitation thermale,* tandis que l'autre est une action spéciale. Ils conviennent, en outre, que cette propriété excitante des Eaux minéro-thermales est la seule dont on puisse nettement se rendre compte; mais que la seconde, dépendant de leur composition chimique, n'est appréciable que par les effets qu'elle produit, son mode d'action intime demeurant inconnu.

C'est ainsi que la guérison des maladies traitées par les Eaux minéro-thermales serait précédée d'une action générale exercée par elles sur l'ensemble de l'organisme qui leur est soumis. Elles excitent tout le système, et amènent cette espèce de *fièvre* dite *thermale* qui rompt l'atonie des organes engourdis, et leur communique une vie nouvelle à l'aide de laquelle ils se débarrassent des produits morbides. Que le malade soit soumis à l'usage des Eaux intérieurement ou extérieurement, sous forme de bains ou de douches, il éprouve une véritable surexcitation dont les symptômes varient, il est vrai, mais selon le tempérament et avec les dispositions actuelles de l'économie : un sentiment général de lassitude, de la courbature, de l'agitation, de l'insomnie, des maux de tête, des fourmillements à la peau, tels sont les phénomènes qui se produisent. Il se fait en même temps une réaction dans toutes les parties du corps; il survient de l'élévation dans le pouls et dans la chaleur, un surcroît d'activité dans la circulation générale, et surtout dans celle des capillaires.

De là une action salutaire des Eaux thermales sur l'organisme entier, mais aussi des congestions qui peuvent ne pas être sans danger par l'usage immodéré de ces Eaux.

Les Eaux salines de Bagnères-de-Bigorre ne pouvaient faire exception à cette loi générale des sources minéro-thermales. MM. les docteurs Ganderax, Marchant et Lemonier, ont, en effet, constaté qu'elles agissaient de la même façon.

Il est donc hors de conteste que, ici comme ailleurs, les Eaux minéro-thermales, soit sulfureuses, soit salines, agissent sur l'économie de la même manière, c'est-à-dire en produisant ce mode d'action générale qu'on appelle l'excitation thermale. De plus, beaucoup de médecins pensent que le résultat final de cette excitation est de pousser au-dehors les principes morbides, et de produire, dans les plaies par exemple, la cicatrisation, indépendamment de toute influence minérale.

Donc, il serait vrai de dire, d'après ces médecins, que les Eaux hydro-sulfureuses n'ont pas seules la vertu de guérir les plaies résultant des blessures qui sont faites par les armes à feu.

Nous devons pourtant reconnaître qu'un certain nombre de docteurs ne veulent pas attribuer la guérison des maladies à l'excitation produite par les Eaux, c'est-à-dire à leur mode d'action générale, mais bien à la vertu chimique d'un élément minéral contenu dans les Eaux à haute température qui occasionnent cette excitation. Ils soutiennent, par exemple, que c'est au souffre contenu dans les Eaux de Baréges qu'il faut attribuer leur efficacité médicale dans le traitement spécial des maladies qui nous occupent.

Nous voilà donc en présence de deux opinions très différentes sur la manière d'expliquer la guérison des plaies provenant de blessures par les armes à feu : à savoir, l'excitation thermale seule, ou bien la vertu exclusive d'un élément minéral.

Or, notre opinion à nous est que la vérité se trouve entre les deux; c'est-à-dire, que la guérison est opérée par le concours simultané des deux modes d'action. Et ceci nous conduit naturellement à notre seconde proposition en faveur des Eaux thermales salines.

II

Nous disons donc, *en second lieu,* que ces sortes d'Eaux thermales, et en particulier celles de Salies dont on pourrait tirer de si grands avantages à Bagnères-de-Bigorre, peuvent guérir les plaies qui nous occupent aussi efficacement que celles de Baréges.

Ces dernières ont, depuis longtemps, une vogue qu'un très grand nombre de cures justifient annuellement. Aussi a-t-on écrit : « Baréges possède les sources minérales les plus connues, » les plus vantées, et, sans contredit, les plus méritantes de » l'Europe (1). »

Assertion par trop exclusive, ce nous semble; et telle est pourtant, à quelques variantes près, la manière de parler des médecins et des chimistes hydrologues qui ont fait l'histoire de cette station thermale. Après avoir passé en revue les maladies qui guérissent à l'aide des Eaux de Baréges, et la liste en est longue, on ajoute : mais les affections dans lesquelles ces Eaux agissent d'une manière spéciale et infaillible sont les plaies d'armes à feu, telles que vieilles fistules, rétraction des muscles, des tendons, etc. (2).

Nous admettons parfaitement que certaines affections guérissent mieux et plus vite à Baréges que dans les autres établissements auxquels on avait comparé, avant nous, les sources de cette dernière ville. Mais ce que nous entendons lui contester, c'est la supériorité exclusive qu'on lui accorde pour la guérison des maladies résultant des blessures qui sont

(1) Docteur ISIDORE BOURDON. Des Eaux de Baréges.
(2) Voir *Recherches sur l'action thérap. des Eaux minérales.* Art. *Baréges,* par le docteur Léon Marchant.

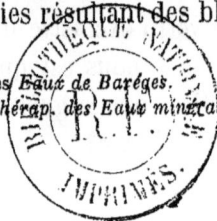

faites par les armes à feu; attendu que nous pouvons signaler, à Bagnères, une source que nous croyons avoir, d'après nos propres observations, cette vertu au même degré de supériorité.

Cette source nous l'avons déjà nommée, c'est celle de Salies.

Nous reconnaissons que les Eaux si abondantes et si chaudes qu'elle produit ne sont pas sulfureuses; et néanmoins, nous les croyons capables de faire à celles de Baréges une sérieuse concurrence, quel que soit, des deux points de vue, celui auquel on voudra se placer.

1° Aux médecins qui ne veulent attribuer qu'à l'excitation thermale, c'est-à-dire à l'action générale des Eaux, leur vertu curative, nous dirons :

En tant que thermales, les Eaux minérales de Salies sont à la température invariable de 51 degrés; tandis que celles de Baréges en ont à peine 40, dans les sources les plus chaudes.

D'où il suit que si ces dernières ont, à ce point de vue, la propriété de donner aux malades qui nous occupent l'excitation thermale avec les phénomènes extérieurs et saisissables qui la caractérisent, celles de Salies doivent avoir cette même propriété, avec des résultats au moins aussi avantageux que celles de Baréges;

2° Aux médecins qui ne veulent attribuer la vertu curative des Eaux de Baréges qu'à l'action intime et non saisissable de l'élément minéral qui leur est propre, nous dirons que les Eaux de Salies contiennent aussi un élément minéral que nous croyons être non moins efficace.

Les docteurs favorables à l'action curative de l'élément minéral des Eaux thermales prétendent-ils que celles de Baréges ne sont efficaces pour guérir les plaies provenant des blessures qui sont faites par les armes à feu que parce qu'elles sont sulfureuses ?

Nous leur ferons observer que cette dernière ville ne jouit pas seule de cette faveur, puisque Luchon, Cauterets, les

Eaux-Bonnes, Ax, etc., ont aussi, à quelque degré, le même avantage.

Mais nous soutenons que Bagnères peut faire aux Eaux de Baréges une concurrence encore plus sérieuse, parce que l'élément minéral contenu dans les Eaux de Salies peut guérir aussi efficacement que le soufre.

Il est vrai que, par sa nature générale, l'eau de Salies diffère peu de celle que fournissent les autres sources salines de Bagnères; mais sa spécialité est de contenir en outre, à un degré proportionnellement élevé, un principe médicamenteux des plus puissants : ce principe est l'*arsenic*.

A l'époque où les moyens d'investigation fournis par la chimie faisaient défaut, on ne pouvait juger de la vertu des sources thermales que par leurs effets. La tradition conservait précieusement, et perpétuait d'âge en âge, le souvenir de celles que l'expérience avait reconnues efficaces pour la guérison de telle ou telle maladie.

Mais, de notre temps, certaines données thérapeutiques et physiologiques ont amené les médecins à pousser plus loin leurs investigations sur la nature et les différentes vertus des Eaux thermales. Et c'est ainsi, quant à l'arsenic, par exemple, qu'ils ont constaté sa présence, en quantités notables, dans les Eaux de Mont-Dore, de Plombières, de Vichy, de Bagnères, etc. Or, aucune de ces sources ne le fournit en quantité aussi considérable que celle de Salies.

Chez les anciens, au témoignage de Dioscoride et de Pline, on avait reconnu les vertus curatives de l'arsenic (1). Les modernes en ont aussi usé à leur exemple, après l'avoir mieux expérimenté. Et aujourd'hui il s'emploie intérieurement pour combattre certaines affections pulmonaires et cardiaques, mais surtout dans les maladies qui sont reconnues être sous la dépendance d'un vice dartreux. Ajoutons que de nombreuses

(1) Voir *Traité de thérapeutique et de matière médicale* par les docteurs Trousseau et Pidoux. Art. *Arsenic*.

observations faites dans ces dernières années semblent prouver, en outre, que l'on peut espérer de guérir un certain nombre de phthisiques par cet élément minéral sagement dosé.

Nous convenons, toutefois, qu'à l'extérieur, l'arsenic n'est guère plus employé de nos jours; et il serait peut-être temps de lui rendre la vogue dont il a joui autrefois pour le traitement des maladies externes.

Cette dernière considération nous amène logiquement à rappeler les effets qu'il produit à Salies, même lorsque les malades viennent y faire des lotions, dans le but de guérir leurs plaies indépendamment de toute direction médicale.

C'est ainsi, par exemple, qu'ils ont souvent traité avec avantage de vieux ulcères, des panaris, des plaies résultant de blessures par écrasement, etc. Encouragé par l'expérience des malades que nous avons souvent interrogés, nous avons nous-même provoqué des lotions semblables dans des cas analogues et obtenu les résultats les plus satisfaisants.

Ajoutons enfin que, tout récemment encore, des guérisons de plaies, dont la nature se rattache plus directement au sujet que nous traitons, ont été constatées à Bagnères-de-Bigorre.

Cette ville a eu son ambulance militaire comme tant d'autres, à la suite de nos derniers malheurs. Or, c'est à la source de Salies que la voix publique conviait les malades de cette ambulance. Ils se sont soumis avec confiance au traitement qu'on leur indiquait, et en peu de temps on a constaté les plus heureux résultats. Nous nous contenterons de mentionner ici un seul fait avec les détails qui lui sont propres :

Un sous-officier avait reçu une balle qui avait occasionné une fracture avec nombreuses esquilles des deux os de l'avant-bras. De là, une suppuration interminable, qui se renouvelait à chaque nouvelle poussée de quelque parcelle osseuse. Les douches de Salies ont amené une guérison des plus rapides.

Nous croyons en avoir dit assez pour être en droit de conclure, *en second lieu*, que les Eaux de Salies, à Bagnères-de-Bigorre, peuvent faire aux Eaux thermales de Baréges une sérieuse concurrence, c'est-à-dire guérir les plaies qui nous occupent aussi efficacement que les sources de cette dernière ville.

Et pourtant la source de Salies est abandonnée aux conditions tout à fait élémentaires que la nature lui a faites. Elle n'a reçu du travail des hommes qu'un grossier ajutage de pierre, adapté juste au point où elle vient sourdre, avec un débit constant de 245,000 litres d'eau par vingt-quatre heures, et une température invariable de 51°.

N'est-il pas souverainement regrettable que, depuis des siècles, on néglige de retirer d'une source aussi précieuse presque tous les avantages qu'elle offre, d'elle-même, dans l'intérêt du public, et spécialement pour celui de la commune de Bagnères?

L'altitude de cette ville est tellement favorable à l'exploitation de ses Eaux thermales que la saison des traitements est de plus de six mois, pendant lesquels on voit accourir les étrangers, bien avant, par exemple, que Baréges ne puisse leur faire un aussi bon accueil; et, pour la même raison, après la période que la neige assigne comme limite au séjour des malades dans cette dernière ville.

De cette considération, nous nous permettrons aussi de conclure qu'il y aurait un avantage manifeste à étendre à Bagnères une partie de la confiance ministérielle dont jouissent les Eaux de Baréges, pour la cure des plaies qui sont la suite de blessures faites par les armes à feu.

Nous demanderons même que M. le ministre de la guerre ordonne, dès la saison qui va s'ouvrir, en faveur de quelques militaires, un essai de médication au moyen de la source de Salies. Nous avons grandement lieu d'espérer que de nouvelles guérisons viendront à l'appui de notre thèse de thérapeutique thermale, tout aussi bien que celles dont on a pu se féliciter naguère dans l'ambulance de Bagnères.

L'hôpital de cette ville pourra se prêter facilement à ce premier essai dont nous désirons vivement la réalisation.

La commune de Bagnères la désire incontestablement autant que nous. Et si elle est encouragée dans cette voie de progrès pour l'exploitation de ses Eaux thermales, elle fera, au bénéfice de Salies, les frais d'établissement qui seront jugés les plus propres à rendre cette source plus utile.

Tous les praticiens savent, par une longue expérience, que le mode balnéothérapique le plus efficace pour la guérison des maladies, en général, est l'usage des douches bien organisées, et des bains dans des piscines. Et il n'est personne qui ne puisse comprendre combien les mouvements que l'on se donne, dans un espace aussi étendu, doivent contribuer à l'action salutaire des Eaux auxquelles on se soumet.

Du reste, on ne ferait que rendre à la source de Salies sa destination ancienne; car les fouilles pratiquées pour asseoir le grand établissement de cette ville ont fait découvrir de très beaux restes de piscines construites par les Romains, et alimentées par cette même source.

Que ne pourrait-on pas ajouter ici sur l'application des Eaux de Salies au traitement de diverses maladies internes ? C'est un essai que nous nous réservons pour des circonstances plus opportunes. Nous avons voulu seulement, par cette courte étude, les signaler comme pouvant concourir avantageusement avec les sources de Baréges, pour le traitement des maladies externes, et spécialement dans celles qui sont produites par les armes à feu.

Nous dirons donc en résumé :

1° Que les Eaux hydro-sulfureuses de Baréges ne doivent plus être considérées comme pouvant seules guérir les plaies résultant des blessures qui sont faites par les armes à feu;

2° Qu'en général, les Eaux salines, à haute température,

sont susceptibles d'agir, dans les mêmes cas, d'une façon aussi avantageuse;

3° Que, particulièrement, l'eau de la source de Salies, à Bagnères-de-Bigorre, guérit au moins aussi bien que celles de Baréges, ainsi que l'expérience l'a déjà prouvé;

4° Qu'il y a grand intérêt, pour les militaires blessés, à ce que l'administration supérieure mette à l'étude la question que nous venons de lui soumettre. Car si Baréges n'était plus considéré comme le seul établissement officiel, un bien plus grand nombre de blessés pourraient bénéficier de la médication thermale qui leur est propre; d'autant que la saison favorable de Bagnères dure annuellement beaucoup plus que celle de Baréges;

5° Que la ville de Bagnères, dont la vogue est déjà des plus satisfaisantes, a tout à gagner, si nos conclusions sont adoptées, à ce que le mérite de la source de Salies soit mis dans son plus grand jour. Et il nous semble qu'elle ne devra reculer devant aucun sacrifice pour faire, à l'aide de cette source, un des établissements les mieux assortis des Pyrénées.

Marciac (Gers), 30 avril 1871.

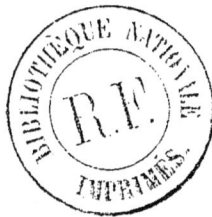